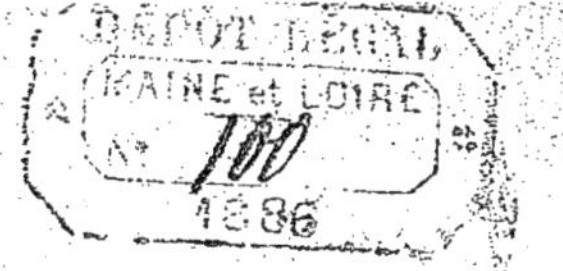

MÉMOIRE

SUR LE

SERVICE MÉDICAL ET PHARMACEUTIQUE

DES

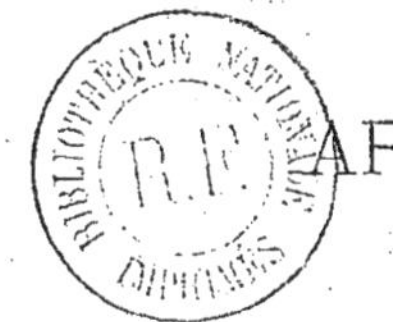

ARDOISIÈRES D'ANGERS

PAR

LE Dr A. GUICHARD
ADMINISTRATEUR DE LA PAPERIE

ANGERS
IMPRIMERIE-LIBRAIRIE GERMAIN & G. GRASSIN
RUE SAINT-LAUD

1886

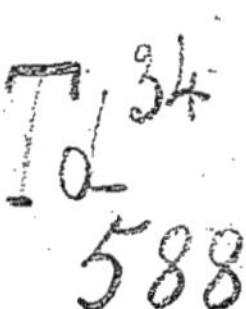

A MESSIEURS LES ACTIONNAIRES

DES

ARDOISIÈRES D'ANGERS

Au mois de juillet 1885, vous avez été appelés à émettre un vote dans l'affaire du médecin des Ardoisières; celle-ci pouvant revenir devant vous, nous avons pensé que le moment était arrivé de faire la lumière sur le service médical et pharmaceutique.

Pour atteindre ce but, nous avions deux raisons : membre de l'Association des Médecins de Maine-et-Loire, il était de notre devoir de venir défendre un confrère, attaqué dans ses intérêts les plus chers; — et administrateur des Ardoisières, nous avions à rechercher les causes qui ont amené la mise à la retraite du médecin et à étudier l'organisation du service médical et pharmaceutique.

Nous allons exposer ces questions avec toute l'impartialité dont nous sommes capable.

Dr AMBROISE GUICHARD

Administrateur de la Paperie.

1er avril 1886.

MÉMOIRE

SUR LE

SERVICE MÉDICAL ET PHARMACEUTIQUE

DES

ARDOISIÈRES D'ANGERS

Nous étudierons le service médical et pharmaceutique depuis sa création en 1855 ; nous suivrons les différentes transformations qu'il a subies ; nous pourrons ainsi apprécier les incidents qui se sont produits jusqu'à ces derniers jours.

I

En 1855, sur la proposition de l'honorable président de la Commission des Ardoisières, M. Montrieux, M. Menuau avait été chargé de donner les premiers soins aux blessés des Ardoisières. La somme de 1,200 francs, dont 900 francs d'appointements et 300 francs de loyer, avait été attribuée à M. Menuau. — Le médecin, dont le traitement était insuffisant, avait toute liberté de se créer une clientèle au dehors ; — à cette époque il n'existait pas de pharmacien à la Pyramide et, comme tout médecin de campagne, M. Menuau délivrait lui-même les médicaments à ses malades et aux blessés.

La situation resta la même pendant onze années, jusqu'en 1866 ; M. Menuau s'était créé une nombreuse clientèle non seulement à Trélazé, mais sur les communes des Ponts-de-Cé, la Daguenière, Brain, le Plessis, Saint-Barthélemy.

En raison de l'importance croissante du service médical et pharmaceutique et sur les instances de l'Administration supérieure, la Commission décide que M. Menuau sera le médecin des Ardoisières, aux appointements de 4,500 fr., pour soigner les ouvriers et leurs familles et « qu'il sera pro- « posé une subvention de 1,200 francs et le logement à « un pharmacien pour s'installer à ou près la Pyramide et y « délivrer les remèdes à prix coûtant aux ouvriers des car- « rières et leurs familles, en se réservant le droit de se créer « une clientèle particulière.

« Le médecin cessera la vente de médicaments et appareils « et abandonnera toute clientèle particulière. »

MM. Brard et Febvre, droguistes à Angers, jusqu'en 1870, puis MM. Febvre et Canit, furent chargés du service pharmaceutique; ils installèrent un dispensaire à Saint-Lézin, à côté du cabinet de consultation du médecin des Ardoisières, et envoyèrent chaque jour un de leurs employés pour faire les manipulations et délivrer les médicaments sous la surveillance du médecin.

Le prix des médicaments perçus fut non le prix coûtant, mais le prix du tarif établi par une réunion de pharmaciens, pour les Sociétés de Secours mutuels, tarif dit de Bordeaux. Nous ferons remarquer que les Ardoisières ne sont pas une Société de Secours mutuels et qu'elles pourraient fort bien imposer un tarif, comme le font les Compagnies de chemins de fer, dans leur intérêt et celui de leurs ouvriers. Du reste « le « 6 janvier 1869, la Commission décidait que les frais géné- « raux du service pharmaceutique devraient être couverts par « une augmentation de 20 0/0 sur le prix des médicaments « délivrés ». Nous sommes loin du prix coûtant des médicaments.

Le médecin des Ardoisières devait cesser *toute clientèle particulière*, c'est le cas de dire qu'il faut distinguer dans la loi l'esprit et le texte ; que l'on soumette la question à un médecin non prévenu, il répondra que le médecin des Ardoisières s'engageait à ne pas faire de la clientèle en dehors du territoire habité par les ouvriers des Ardoisières; mais de là à interpréter qu'il ne devrait soigner que des malades ou blessés des Ardoisières, c'est tomber dans une impossibilité pour ne pas dire davantage. Le médecin peut-il en entrant dans une maison, ou en présence d'un accident, demander préalablement si oui ou non le malade ou blessé est ouvrier ou apparenté à un ouvrier ; nous tomberions facilement dans l'absurde; certains directeurs ont largement usé du médecin pour eux et leurs familles éloignées ; M. Menuau en a su quelque chose. Nous verrons plus tard comment la liberté d'action du médecin a été interprétée ; disons de suite que cette condition de faire de la clientèle privée a été pour le médecin des Ardoisières une tolérance suivant le bon plaisir de tel ou tel personnage quand cela paraissait satisfaire les intérêts du pharmacien, ou, au contraire, un des plus grands griefs contre le médecin lorsqu'il a le tort de déplaire.

Il est encore une question à élucider sur laquelle les membres de la Commission des Ardoisières n'ont pas voulu faire la lumière ; selon l'interprétation qu'on lui donnait, on arrivait habilement à porter une accusation grave contre le médecin.

Ainsi qu'on l'a vu plus haut, M. Menuau avait pendant onze années fait de la clientèle en dehors de Trélazé et, comme tous les médecins de campagne, lorsqu'il n'y a pas de pharmacien, il délivrait les médicaments à ses malades.

Les médicaments, ainsi que le font tous nos confrères, sont achetés chez des fabricants de produits chimiques ou des droguistes et, après leur dosage et préparations en potions, pilules, etc., sont vendus aux clients; le médecin, pour tous ses soins et pour la responsabilité qu'il a, doit nécessairement en retirer *un bénéfice*.

M. Menuau, après l'installation du dispensaire qui fournissait aux Ardoisières, ayant un service chargé, s'arrangea avec les droguistes pour continuer la fourniture des médicaments, délivrés d'après ses ordonnances ; le relevé en était fait et les droguistes lui tenaient compte du bénéfice.

Le relevé des ordonnances étant un travail ennuyeux et une perte de temps, M. Menuau et les droguistes s'arrangèrent en 1878 pour évaluer ce bénéfice à un chiffre ferme, fixe, — c'était le bénéfice ancien, légitime de tout médecin de campagne qui délivre les médicaments, — ce qu'on a appelé, comme nous le verrons plus tard, *la remise imposée par M. Menuau au pharmacien*. — Or, il n'y avait pas de pharmacie légale à cette époque aux Ardoisières, il n'y avait qu'un médecin faisant délivrer des médicaments préparés sous sa responsabilité.

M. Menuau était en droit le médecin et le pharmacien et l'élève en pharmacie son préparateur.

Nous estimons que M. Menuau n'avait pas dans ce cas outrepassé les devoirs professionnels, et c'est pour les besoins de certaine cause qu'on l'a injustement attaqué.

N'y aurait-il pas eu tel directeur qui, dans certaines affaires, aurait touché 5 0/0, même 10 0/0 ? cela constitue bien réellement une remise, et c'est celle-là qui est illégale.

Nous ajouterons que les directeurs des Carrières faisaient eux-mêmes rentrer à M. Menuau les sommes dues par des ouvriers qui n'avaient pas droit à la Caisse de secours, ainsi qu'on peut le voir par des quittances datées de 1879 et 1882.

II

En 1877, sur les instances de M. Hamon, directeur de l'Hermitage, M. Menuau propose à la Commission des Ardoisières de confier la direction du dispensaire à M. Herrouet, gendre de M. Hamon, pharmacien à Angers, et qui venait de céder sa pharmacie de la ville. — C'est à partir de cette époque que commence une série de manœuvres savamment calculées qui devaient aboutir au renvoi du médecin des Ardoisières. — La pharmacie des Ardoisières devait servir à produire la plus grosse somme de bénéfices et si sur la route un obstacle se rencontrait, il fallait le briser; cet obstacle fut d'abord les droguistes, puis le médecin; les droguistes renvoyés, l'on s'acharna sur le médecin, même après son renvoi, sa présence à la Pyramide gênant le rendement de la pharmacie Herrouet.

L'affaire fut habilement menée.

MM. Febvre et Canit avaient pris M. Herrouet comme leur représentant au dispensaire, sur les instances de M. Hamon, qui avait eu soin de faire assurer à son gendre un traitement annuel de 3,000 francs, le double de ce que coûtait aux droguistes un employé chargé du service.

Quand M. Herrouet fut au courant du service, il se dit naturellement que, la position n'étant pas mauvaise, il pourrait, en la prenant à son compte, en tirer de plus grands profits.

Ce fut encore M. Menuau qui fut chargé d'en faire la demande à la Commission des Ardoisières.

Le 1er mai 1880, M. le gérant Larivière adressait à M. Menuau la lettre suivante, donnant la décision de la Commission :

Monsieur Menuau, médecin des Ardoisières, à Saint-Lezin.

Monsieur,

La Commission des Ardoisières, dans sa séance du 25 avril, a statué sur la proposition contenue dans votre lettre du 8 du même mois.

Elle autorise le transfert du dispensaire pharmaceutique médical de Saint-Lezin à la pharmacie créée à la Pyramide par son titulaire, M. Herrouet, gendre de M. Hamon.

J'ai mission de vous dire que *dans sa décision elle a été plus préoccupée d'être agréable à son dévoué directeur de l'Hermitage, que des difficultés dont vous lui laissiez entrevoir l'approche.* J'ai prévenu M. Herrouet du désir qu'avait manifesté la Commission de le voir continuer avec MM. Febvre et Canit, dont les services ont été si bons et dévoués, de telle sorte que la cession de leur position faite immédiatement à son profit, ne leur soit pas dommageable et, qu'à prix égal, il veuille bien leur réserver la préférence de ses achats pour l'approvisionnement du dispensaire ; je suis en outre chargé d'insister près de vous pour que vous veilliez à ce que le transfert du dispensaire, qui reste sous votre contrôle, ne soit que profitable au service médical.

M. Herrouet aura à se concerter avec MM. Febvre et Canit, ainsi que vous, Monsieur, pour que la décision dont je vous fais part s'accomplisse à souhait.

Veuillez, etc.

Signé : LARIVIÈRE.

Ainsi, MM. Febvre et Canit avaient fourni le dispensaire depuis 14 ans ; leurs services étaient reconnus bons et dévoués ; on désire que leurs intérêts ne soient pas lésés et, en votant leur remplacement, la Commission a été, « *dans sa décision, plus préoccupée d'être agréable à son dévoué directeur de l'Hermitage, que des difficultés* » qui pourraient survenir.

Ce n'était que le commencement des exigences de M. le directeur de l'Hermitage.

M. Herrouet était le seul fournisseur des Ardoisières ; sa pharmacie était installée à la Pyramide et non près du cabinet du médecin. M. Herrouet avait demandé à M. Menuau de lui continuer les fournitures de ses médicaments pour ses malades particuliers, comme l'avaient fait ses prédécesseurs ; c'était pour lui un bénéfice assuré.

M. Menuau était du reste obligé, en raison de l'éloignement de la pharmacie et d'accord avec M. Herrouet, de délivrer au dispensaire les médicaments d'urgence.

M. Hamon, en homme pratique, alla plus loin ; il demanda à M. Menuau s'il ne pourrait s'arranger avec M. Herrouet, son gendre, *qui serait disposé à lui faire une remise sur toutes les fournitures faites pour le dispensaire des Ardoisières.*

M. Menuau refusa formellement; comme confrère, nous l'en félicitons; si le médecin a le droit, à la campagne, de délivrer des médicaments et de prélever un bénéfice sur l'achat fait chez le droguiste, en s'associant de la sorte avec un pharmacien d'une grande Compagnie, il compromettrait sa dignité; cette association ne pouvait avoir que le but, peu louable, d'exploiter les clients.

Ce refus devait être la condamnation de M. Menuau, qui n'était pas l'homme de la situation.

Maintenant le problème à résoudre était de se débarrasser de M. Menuau : après les droguistes, le médecin.

A partir de cette époque, pleuvent sur le médecin des Ardoisières, de la part de M. Hamon, directeur de l'Hermitage, toutes les récriminations et les plaintes.

Un accident est survenu, on est allé chercher M. Menuau, il n'est pas venu, il était absent, donc il est absorbé par sa clientèle particulière.

Il y avait un blessé et l'on a dû le faire partir pour l'hôpital sans pansement, le médecin est arrivé trop tard.

Notons que jamais l'on n'a pris le soin d'envoyer chercher le médecin en voiture, ni d'aller à sa recherche dans ses tournées journalières sur les carrières, c'eût été trop facile. Pas un cheval n'était libre pour ces cas d'urgence.

Une blessure la plus légère survenait-elle le soir, on demandait une visite urgente à une longue distance, le médecin y allait et ne constatait que bien peu de chose.

En résumé, ce furent mille et une petites vexations que, dans sa prétendue sollicitude pour les ouvriers, M. Hamon, de l'Hermitage, imposait au médecin.

Pour obtenir la succession de MM. Febvre et Canit, M. Herrouet avait promis de continuer à faire, d'après la Commission, ses acquisitions chez ces messieurs; la première chose fut de se débarrasser d'eux. Pour gagner l'appui du médecin, il s'était engagé à être son fournisseur pour sa clientèle particulière ; il fallait se débarrasser de ce soin. M. Herrouet charge M. Hamon d'exposer à l'honorable président des Ardoisières, M. Montrieux, que la vente des médicaments va en baissant, cela naturellement par la faute de M. Menuau ; il y a donc lieu d'admonester le médecin des Ardoisières, les intérêts pécuniaires de M. Herrouet se trouvant lésés.

Nous reconnaissons, d'après nos renseignements, que la vente avait baissé à cet époque à la pharmacie des Ardoisières. La cause, la voici : un grand nombre de sociétés de secours mutuels s'étaient fondées à Trélazé et la Pyramide dans ces dernières années, sociétés libres et indépendantes ; d'après leurs statuts, pour des raisons spéciales et absolument en dehors du service médical, ces sociétés avaient décidé de prendre leurs médicaments chez tout autre pharmacien que M. Herrouet ; de là le déficit dans la caisse de M. Herrouet.

M. Hamon est homme de ressources et jeta de suite son influence dans la balance ; il écrivit à M. Montrieux une lettre que M. Larivière transcrit dans les termes suivants :

Angers, 15 mai 1884.

Monsieur Menuau, médecin des Ardoisières.

Monsieur Montrieux m'a donné l'ordre de vous faire tenir la copie ci-incluse d'une lettre qui lui a été adressée, me chargeant en même temps de vous dire qu'il ne voulait recevoir *qu'une réponse écrite* à cette communication.

Agréez, Monsieur, mes civilités empressées. LARIVIÈRE.

Le 14 décembre 1881.

Monsieur Montrieux, président de la Commission des ardoisières d'Angers.

Je crois devoir ne pas tarder davantage à porter à votre connaissance les incidents de relation qui se sont produits entre M. Menuau, médecin des Ardoisières, et mon gendre, M. Herrouet, qui en est le pharmacien, ce dernier m'en ayant fait part lorsqu'ils ont eu lieu.

En 1880, au mois d'avril, alors que depuis cinq ans M. Herrouet desservait le dispensaire de Saint-Lézin pour le compte de MM. Febvre et Canit, droguistes à Angers, il adressa à la Commission des Ardoisières une demande, appuyée de rapport du médecin, tendant à obtenir de fournir pour son compte le dispensaire, ce qui lui fut accordé.

Le mois suivant, le service pharmaceutique fut transporté à la Pyramide, au domicile de M. Herrouet, et cela avec l'autorisation de la Commission, à laquelle M. Menuau avait adressé un rapport indiquant les avantages qu'il voyait pour le service dans cette translation.

Au cours de ces modifications dans le service pharmaceutique, M. Menuau fit connaître à M. Herrouet que les fournisseurs, ses prédécesseurs, lui avaient de tout temps fait la remise au profit de ses ordonnances à sa clientèle en dehors des carrières, ajoutant qu'il pensait qu'il en serait de même avec lui. M. Herrouet lui dit que, puisqu'il en avait toujours été ainsi, il accédait à sa demande, la considérant comme un droit consacré par l'usage; aussi, six mois après, il remettait à M. Menuau le compte récapitulatif de ses fournitures, qui s'élevaient à la somme de 490 fr., sur laquelle il lui fit une remise de 25 %, du montant total. Ce dont il ne fut pas satisfait, disant que c'était trop peu. M. Herrouet, qui avait apporté le paquet de ses ordonnances, lui offrit d'en vérifier le montant, ce à quoi M. Menuau se refusa, disant qu'il n'avait point à examiner ce compte et qu'à l'avenir il devait lui être payé une somme de cent francs payables chaque mois. M. Herrouet s'est récrié contre cette prétention exorbitante et injuste, lui faisant observer que ses ordonnances particulières ne s'élevaient qu'à 80 fr. environ par mois; il ne pouvait ni ne voulait subir pareil préjudice. M. Menuau lui dit qu'il lui donnerait le temps de la réflexion, et qu'ils en reparleraient à la première occasion. La nouvelle occasion se présenta au mois de mai dernier. M. Herrouet allant chez M. Menuau pour lui régler sa remise sur ses ordonnances, celui-ci renouvela sa demande et dans les mêmes termes que la première fois, et, comme la première fois aussi, M. Herrouet refusa formellement d'y accéder, offrant seulement les 25 %. Ce fut alors que M. Menuau lui dit qu'il voulait 100 fr. par mois ou rien, ajoutant qu'à défaut d'acceptation il verrait plus tard celui qui y perdrait le plus. M. Herrouet persista dans son refus et se retira sans rien verser.

Quelques jours après, je me rendis moi-même chez M. Menuau et je lui exprimai en termes un peu vifs mes sentiments sur ses agissements ; il me répondit : Ne vous emportez pas si fort, M. Herrouet est libre de refuser et moi de conserver ma liberté d'action ; la discussion prit fin et je m'en allai.

Il s'écoula peu de temps avant que les menaces ne fussent suivies d'exécution. M. Menuau, dans ses rapports avec les malades, exerça un système de dénigrement qui n'a fait jusqu'à ce jour que s'accroître davantage, et qui a eu pour but de mettre à l'index la pharmacie Herrouet.

Cependant, jusqu'à l'époque où surviennent les difficultés, M. Menuau s'était plu à féliciter M. Herrouet de son exactitude et du soin qu'il apportait dans son service ; aussi nous ne pouvons attribuer la malveillance qu'il exerce à son égard qu'au refus des propositions qu'il lui a faites.

Cette situation est d'autant plus pénible à supporter pour les miens et pour moi-même que les causes qui lui ont donné lieu sont injustes et repoussantes.

Je ne pouvais mieux faire, Monsieur le Président, que de vous donner à connaître les faits, vous priant de vous en faire juge.

De plus amples renseignements tant sur le service pharmaceutique que sur le service médical pourront peut-être, si vous le jugez utile, vous être fournis par M. Larivière, gérant de la Commission des Ardoisières.

Signé : HAMON.

M. Hamon nous fera croire difficilement que M. Herrouet, qui a exécuté pendant cinq ans les ordonnances particulières de M. Menuau, pour MM. Febvre et Canit, droguistes, ne savait pas que ces messieurs fournissaient des médicaments à M. Menuau ; il semble nous dire que ce fut une condition imposée à M. Herrouet, alors que c'est lui qui l'offrit à M. Menuau ; — M. Hamon oublie tout à fait la proposition qu'il fit à M. Menuau d'une remise sur toutes les fournitures des Ardoisières ; — c'eût été compromettant.

Quant à la mise à l'index de la pharmacie Herrouet, M. Hamon aurait bien fait d'en demander la raison aux Sociétés de secours mutuels tout à fait indépendantes du médecin ; on la lui eût certainement donnée.

Dans la suite, nous verrons ce que peuvent valoir les affirmations de MM. Hamon et Herrouet.

Nous ajouterons que nous trouvons bien insolite à l'égard du médecin d'une grande administration, qui doit occuper par la nature de ses fonctions la première place, de lui enjoindre de ne faire qu'une *réponse écrite*, alors qu'il eût été si simple de l'entendre et de lui laisser présenter sa défense ; mais il est des choses que le médecin ne pouvait écrire et que l'on ne voulait pas connaître.

M. Menuau fut donc réduit à envoyer sa *réponse écrite*, et M. Larivière fut chargé de lui répondre dans les termes suivants :

Angers, 30 décembre 1881.

M. Menuau, médecin des Ardoisières, à Saint-Lézin.

Monsieur,

Je reçois l'ordre de M. Montrieux de vous écrire ce qui suit :

M. Hamon, participé de votre réponse du 17 courant, y a opposé les dénégations les plus formelles, en affirmant complètement ses premiers dires.

L'incident jugé en cet état, il reste bien manifeste, quelle que soit sa quotité, que vous avez reçu une remise, qui constitue un manquement à votre devoir à tous points de vue, et forme la cause des irrégularités de service constatées et de la tension de vos rapports avec le pharmacien accrédité de la Commission des Ardoisières, toutes choses qu'il importe de voir cesser, car il n'est pas douteux que si cet incident venait à être déféré au Conseil d'administration du syndicat, il n'y fût jugé sévèrement et pourrait avoir une issue fatale pour vos intérêts.

Vous êtes donc invité à rentrer complètement dans les prescriptions de votre service, auquel vous devez consacrer *exclusivement* tout votre temps, et à ne plus en sortir désormais sans autorisation de l'administration.

Recevez, etc.

Signé : Larivière.

Entre les dires d'un directeur de l'Hermitage et les affirmations de M. Menuau, comment pouvait-il y avoir de l'hésitation ! l'un avait toute liberté d'accuser, et l'autre n'avait même pas la possibilité de se défendre ; — nous retrouverons plus tard la même tactique dans l'attaque contre M. Menuau.

Au mois de mai 1882, M. Menuau adresse une lettre à M. le Président de la Commission des Ardoisières, demandant le dépôt de certains médicaments de première nécessité au dispensaire de Saint-Lézin.

M. Larivière répond que M. Herrouet, consulté, a dit qu'il ne manquait rien « à l'approvisionnement traditionnel du dispensaire. » — Cette fois, en fait de thérapeutique, c'est le médecin jugé par le pharmacien ; — le procédé est peut-être peu scientifique, mais il est administratif.

On profite de cet incident bien simple pour faire nommer une Commission de trois membres, et l'on envoie plus tard à M. Menuau l'extrait suivant du procès-verbal :

Extrait du procès-verbal de la séance du 16 juin 1882 de la Commission des Ardoisières.

L'assemblée entend le rapport verbal de MM. Pelou, Blandin et Barassé, administrateurs désignés en séance du 26 mai dernier pour examiner le conflit existant entre le médecin et le pharmacien du syndicat, ainsi que des faits antérieurs, dans lesquels il prend naissance.

Les conclusions du rapport sont :

1° Qu'on ne saurait blâmer trop énergiquement la demande de remise que M. Menuau s'est permis de faire au pharmacien de la Commission, et que le renouvellement d'un fait aussi regrettable ne pourrait être toléré ;

2° Qu'il y a lieu de rappeler également une dernière fois à M. Menuau les instructions de l'administration (procès-verbal du 5 janvier 1866) réglant son service et lui interdisant absolument toute clientèle particulière, toute fourniture de médicaments, et lui enjoignant de consacrer exclusivement son temps au service gratuit de nos ouvriers malades et de leur famille ;

3° Qu'enfin l'administration entend que le pharmacien du syndicat doit être exclusivement chargé de la préparation des remèdes et de leur délivrance sur ordonnances spéciales à souche du service médical.

Comme on le voit, la tactique continue ; on profite de la demande la plus simple de médicaments, faite par M. Menuau, pour en tirer une série de griefs.

On revient sur la prétendue question de *la remise au pharmacien*, dans laquelle on avait condamné M. Menuau, sans l'entendre, plus d'une année auparavant, — on lui rappelle de ne pas faire de clientèle particulière, cela déplaisant à M. le Directeur de l'Hermitage et au pharmacien, — et enfin, on veut l'obliger à un registre à souche pour les ordonnances ; autrement dit M. Menuau devra forcer les malades à aller s'approvisionner chez M. Herrouet, afin d'augmenter les bénéfices de la maison de commerce.

Nous avons ouï dire que sans la puissante intervention de M. Montrieux et sans le refus de quelques administrateurs, à cette date, on demandait déjà le renvoi de M. Menuau.

On ne s'en tient pas là ; et n'y aurait-il pas moyen d'atteindre en quelque point M. Menuau ; — avec un peu d'imagination, on trouve toujours.

Donc, sur les conseils de M. Hamon, de l'Hermitage, Mme X .., sage-femme à Trélazé, écrivit à la Commission des ardoisières une lettre, se plaignant que M. Menuau, médecin des Ardoisières, faisait un grand nombre d'accouchements ; elle se trouvait lésée dans ses intérêts, et demandait qu'on interdît à M. Menuau de faire des accouchements.

En entendant de pareilles choses, l'on se prend à rêver ; — une Administration possède un médecin qui acquiert, par son talent, une notoriété dans une branche de son art ; cela devrait être un honneur pour cette Administration ; — du tout, cela portant ombrage à un concurrent, l'Administration s'empresse d'interdire à son médecin de continuer d'exercer les accouchements.

Voici l'extrait du procès-verbal du 26 janvier 1883 :

M. Larivière dit qu'il a écrit à M. Menuau, lequel a répondu par une lettre, disant combien il lui serait pénible d'abandonner les accouchements.

« La Commission insiste surtout pour que ses opérations d'accouchement soient, sauf quelques rares exceptions, bornées aux femmes de nos ouvriers et faites gratuitement. »

Tout cela, vous le pensez bien, n'est qu'une savante machination de M. le Directeur de l'Hermitage, une vexation nouvelle pour M. Menuau.

Il en est une dernière, qui a son côté plaisant.

Mme Menuau avait, sur le modèle de la Société de charité maternelle d'Angers, créé, avec l'approbation et les allocations de la Commission des Ardoisières, un service de secours aux femmes d'ouvriers indigentes, pour le moment de leurs couches. — Cela est du domaine de la femme et tout marchait à souhait ; mais cela portait ombrage à M. le Directeur de l'Hermitage.

Or, il fut bien vite décrété que M. Hamon, directeur de l'Hermitage, serait placé à la tête de ce service et que c'est à lui, dorénavant, que Mme Menuau devrait rendre ses comptes ; c'est tout à fait le monde renversé.

III

Tous ces faits nous étaient connus, lorsque nous avons eu l'honneur d'entrer, en 1883, à la Commission des Ardoisières ; nous y sommes arrivé, avec l'intention d'y faire un peu de bien si c'était possible, nullement désireux d'entrer en lutte systématique avec qui que ce soit, mais bien décidé à combattre les abus, s'il s'en produisait et à empêcher que certains continuassent. Comme médecin, j'étais résolu à faire rendre justice à un confrère et à m'efforcer de donner au service médical l'importance et la place que la nature élevée de ses fonctions doivent lui assurer partout dans les Administrations ; c'est ainsi que les Compagnies de chemins de fer comprennent le rôle du médecin et qu'elles lui accordent une juste considération ; chez elles, le médecin n'est pas sous la tutelle plus ou moins fantaisiste d'un directeur ou d'un pharmacien. D'un autre côté, dans l'organisation de leur section médicale et pharmaceutique, les Compagnies de chemins de fer ont cherché à sauvegarder leurs intérêts particuliers et ceux de leurs employés, cela est de la bonne administration ; aussi tout ce service marche parfaitement. Aux Ardoisières, ce n'est pas l'intérêt de l'Administration de la Société des Ardoisières et des ouvriers qui semble être le but à atteindre, il s'est agi de savoir si le pharmacien pourrait en retirer de gros bénéfices.

Tant que nous aurons l'honneur de faire partie de la Commission des Ardoisières, nous combattrons une pareille organisation, préjudiciable aux intérêts matériels et moraux des carrières et de leurs ouvriers.

Chaque année, M. le Gérant de la Commission venant rendre compte du service médical et pharmaceutique, nous en avons pris prétexte pour demander quelques renseignements.

Extrait du procès-verbal de la Commission des Ardoisières, 25 janvier 1884.

M. Guichard, à propos du compte-rendu de la Caisse des invalides, demande la parole pour présenter quelques observations sur le service médical et pharmaceutique.

M. Guichard n'a aucune objection à soulever sur les comptes soumis à la Commission ; il saisit cette occasion pour reconnaître avec tous les Commissaires, l'excellente gestion de M. Larivière et le remercier de son empressement à lui donner des renseignements sur les questions qui peuvent l'intéresser.

M. Guichard discutera donc, non la valeur matérielle des chiffres, mais la question d'organisation du service médical et pharmaceutique, il prendra les chiffres particuliers à ces deux services et interprétera leur mode d'emploi.

1° Service médical. — (Caisse des Invalides).

Traitement du médecin.........	3.500	»
Loyer du dispensaire...........	308	80

Si l'on ouvre, d'un autre côté, le compte de la Caisse de secours (service médical), on trouve :

Traitement du médecin.........	2.000	»
Logement du médecin...........	500	»

M. Guichard demande pour quelle raison, telle somme est prélevée sur un budget, et telle autre sur un autre; — il exprime l'opinion que la Caisse de secours, qui est alimentée par le centime par franc, prélévé sur le salaire des ouvriers, devrait *seule* être affectée aux blessés, — et que les frais du service médical devraient incomber en *totalité* à la Commission des Ardoisières.

2° Service pharmaceutique.

Traitement du pharmacien......	1.200	»
Frais de bureau................	100	»

M. Guichard comprend la nécessité, pour la Commission, de choisir un pharmacien responsable devant elle; — de ce choix résulte pour le pharmacien une source de bénéfices assurés par le prix de vente des médicaments; — ainsi font toutes les grandes Compagnies des chemins de fer, l'Orléans et l'Ouest, par exemple. Dans leur intérêt et celui de leurs ouvriers, ces Compagnies imposent au pharmacien un tarif et n'augmentent pas les bénéfices d'un traitement particulier, ce qui serait excessif.

Aux Ardoisières, ce traitement est payé sur un prélèvement de 20 0/0 sur le prix des médicaments qui se trouvent augmentés de la valeur équivalente.

M. Guichard demande communication du tarif des médicaments, appliqué à la pharmacie des Ardoisières. — Si ce tarif existe entre les mains de chaque directeur de carrière, — quel est le contrôle de vérification que possède la Commission? — Sans cela, les abus existants continnueront ; à côté des médicaments prescrits, il a été payé sur le compte de l'ouvrier, dans certaine carrière, des *marchandises tout autres.*

En résumé, M. Guichard a l'honneur d'appeler l'attention de la Commission des Ardoisières sur les différents points suivants :

1° Les dépenses du service médical ne doivent-elles pas être distraites de la Caisse de secours ?

2° N'y a-t-il pas lieu d'appliquer au pharmacien un tarif de médicaments ; de supprimer un traitement prélévé sur une augmentation abusive des médicaments, — d'exercer un contrôle sur les paiements des médicaments effectués dans chaque carrière, afin de prévenir certains abus?

Ainsi de notre communication, il ressort plusieurs points :

1° *Les ouvriers entrent pour une part dans le traitement du médecin ;* — si une administration veut un médecin responsable devant elle, elle doit le payer intégralement, — et quand il y a un blessé dans une industrie, c'est le patron qui doit payer le médecin et non l'ouvrier.

2° Quand une administration choisit un pharmacien, le pharmacien doit avoir un tarif, ce tarif doit être suffisamment rémunérateur pour qu'il n'y ait aucune allocation en dehors du bénéfice des médicaments ; aux ardoisières, il y a 1,300 francs appliqués au pharmacien, qui n'ont aucune raison ; et ces 1,300 francs sont payés par les ouvriers ; nous sommes loin des médicaments livrés au prix coûtant, ainsi que cela avait été décidé par la Commission.

3° Il n'y a aux ardoisières aucun contrôle sur le service de la pharmacie. Le pharmacien envoie à chaque carrière la note de chaque ouvrier, on en prélève le paiement sur son salaire ; si l'ouvrier avait quitté insolvable, c'est la carrière qui paie ; le pharmacien a donc tout intérêt à délivrer toute espèce de médicaments en dehors des prescriptions du médecin, et même toute espèce de marchandises.

4° Il y a des situations bizarres : quand un blessé est envoyé à l'hôpital d'Angers la carrière paie pour lui ; si l'ouvrier, gravement blessé, reste chez lui, il paie les médicaments et aussi le médecin en partie, puisque le médecin touche une part sur la retenue des salaires, — s'il est moins gravement blessé, il va se faire panser par le médecin, il ne paie pas de médicaments ; — en résumé, celui qui paie est celui qui en a le plus besoin.

Signaler de pareils abus ne fait pas l'affaire de certaines personnes ; nous le reconnaissons humblement ; mais nous ne cesserons de dire qu'ils sont contraires à une bonne organisation, et que des administrateurs, soucieux des intérêts de leurs ouvriers, ne doivent pas les tolérer.

Il est un fait que nous avons cru de notre devoir de signaler, parce que c'est nous-même qui l'avons recueilli, ce fait n'est pas le premier dans cet ordre d'idées. La preuve est souvent difficile à faire ; pour celui-là nous nous portons garant de son authenticité.

M. H..., ferblantier à la Pyramide, s'était trouvé malade, ainsi que sa femme, et avait présenté les accidents produits par les sels de plomb qu'il emploie pour sa profession ; l'un et l'autre étaient soignés par un médecin autre que M. Menuau ; le médecin des ardoisières est donc complètement étranger à cette affaire ; — nous-même avons été appelé à donner notre opinion sur leur état, sans nous occuper d'autres choses que du traitement. Il s'est trouvé que des médicaments ont été fournis pendant la maladie par M. Herrouet et par l'autre pharmacien de la Pyramide. Lorsque M. H..., guéri, a voulu régler sa note de médicaments à M. Herrouet, celui-ci lui a vivement reproché de ne pas avoir pris chez lui *tous ses médicaments* (ce qui s'était passé en dehors de M. H..., incapable de s'occuper de si petite chose), et lui a dit que, puisqu'il en était ainsi, il signalerait le fait à M. Hamon, directeur de l'Hermitage, son beau-père, et, *qu'à partir de ce jour, il cesserait de travailler pour les carrières.*

Le lendemain, la menace est suivie d'exécution, M. Hamon envoie demander à M. H... la note de la carrière qu'il fait régler.

M. H... cessa de travailler pour la carrière jusqu'au moment où je signalai cet inqualifiable abus de pouvoir ; M. le directeur de l'Hermitage, comprenant sa maladresse, eut l'habileté de faire travailler de nouveau M. H..., qui était resté plusieurs mois à l'index.

Nous regrettons de dire que la Commission des Ardoisières n'a pas voulu faire la lumière ; qu'on a voulu faire croire à des coïncidences insoutenables pour des gens non prévenus ; et que ce fait semble avoir fait gronder l'orage sur M. Menuau, tandis que c'est d'un autre côté que justice aurait dû être rendue.

Suivant la même tactique employée précédemment et qui avait toujours si bien réussi, M. Hamon, de l'Hermitage, s'est dit que le seul moyen de détourner le coup porté à son gendre et à lui, était de demander le renvoi de M. Menuau ; c'était M. Menuau l'ennemi commun qui évidemment devait avoir tramé d'aussi noirs projets et M. Guichard n'avait été que le porte parole.

Nous affirmons que cette supposition est contraire à la vérité ; le fait de M. H..., de la Pyramide, nous est entièrement personnel, et c'est nous-même qui avons reçu la déposition ; — et la discussion sur le service médical ressort du tableau affiché chaque année dans toutes les carrières, et que M. Menuau n'a jamais consulté.

Demander d'améliorer le sort des ouvriers, et empêcher de continuer des actes de pression si connus sur le centre ardoisier, c'était pour M. Hamon porter préjudice aux intérêts financiers de M. Herrouet, son gendre, ainsi que lui-même l'avait exprimé dans la lettre du 14 décembre 1881, adressée à l'honorable M. Montrieux.

Nous allons exposer, dans ses menus détails, tous les faits qui ont précédé le renvoi de M. Menuau, — faits qui ont été expurgés des procès-verbaux, avec la même habileté qu'on l'a fait pour le fait de M. H... — Quand on produit l'attaque, on devrait produire la défense.

A la réunion de la commission des ardoisières, le 7 février 1884, M. Blandin, administrateur de l'Hermitage et au nom de la société de cette carrière, vient demander le renvoi de M. Menuau.

M. Blandin expose que depuis longtemps on se plaint du service de M. Menuau, qui ne remplit pas ses engagements ; il rappelle que le médecin des ardoisières a exigé du pharmacien une remise sur les médicaments, remise qui ne doit jamais être faite; et que, comme M. Herrouet s'est refusé de payer cette remise, il en est résulté une animosité préjudiciable à la famille Hamon. M. Menuau a été augmenté dans son traitement afin de ne donner ses soins qu'aux ouvriers; or M. Menuau a conservé une clientèle particulière, et continué les accouchements; il vient apporter deux faits, où M. Menuau ne s'est pas rendu à la demande du directeur de l'Hermitage, pour visiter des blessés; la raison était qu'il était à faire des accouchements; ce qui lui est expressément défendu.

1er Fait. — Le 14 novembre 1883, le sieur Coussé est blessé gravement à l Hermitage; M. Menuau n'est pas venu, et le blessé à dû être conduit à l'hôpital. M. Menuau ne s'en est pas préoccupé, ne lui a donné aucun soin, aucune visite, et a renseigné inexactement sur son état; M. Menuau était occupé pendant ce temps à l'accouchement de Madame S..., femme d'ouvrier de carrière.

2e Fait. — Le 23 décembre 1883, le sieur Laroche est tombé pendant la nuit dans un vieux fond des Grands-Carreaux. M. Menuau, appelé, n'a pas visité le blessé, étant absent et à l'accouchement de Madame G... de la Pyramide.

De pareils faits ne sont pas tolérables, d'où M. Blandin conclut au renvoi du médecin.

Ne connaissant pas les faits, nous demandons la remise de la discussion à huitaine.

Dans l'intervalle, nous allons trouver M. Blavier, président de la Commission des Ardoisières, et lui exposons tout ce que nous avons écrit jusqu'ici sur la question. M. le Président avait son opinion faite; pour lui M. Menuau avait exigé une remise de M. Herrouet; dans l'affaire H..., c'était une pure coïncidence, si M. H... avait cessé de travailler pour la carrière de l'Hermitage; cependant il serait heureux d'être édifié sur le manquement des devoirs de M. Menuau, qui avait refusé de se rendre près des blessés cités par M. Blandin.

A la réunion de la Commission du 8 février 1884, après enquête faite par nous-même, nous faisons l'exposé suivant :

1er Fait. Coussé. — Ce blessé est à l'hôpital d'Angers. Le 14 novembre 1883, à 2 heures 1/2 il avait reçu une contusion à la cuisse droite, sans plaie. A la sortie de la galerie, il avait été mis dans une voiture qui était attelée, on le conduisit au pas, et à 5 heures il était à l'hôpital.

Quant à M. Menuau, ce jour-là même et à la même heure, il était venu toucher son traitement à la commission, à Angers, ainsi qu'il était constaté au journal de M. Larivière.

Il ne pouvait donc être à l'accouchement de Madame S..., femme d'un ouvrier du Pont-Malembert. — Mon confrère ne l'a jamais soignée, ni accouchée.

2e fait. Laroche. — Cet ouvrier a été trouvé tombé dans un vieux fond le 23 décembre 1883, vers dix heures du matin. Ce jour était le lendemain d'un acompte, un dimanche, et les travaux étaient suspendus. M. Menuau était parti de chez lui à neuf heures et, après avoir vu plusieurs malades sur les Carrières, sur les Plaines et aux Justices, il va faire une apparition dans sa famille à Angers ; il rencontre même à Angers, sur le boulevard, un de nos collègues.

M. Menuau, qui était à Angers, ne pouvait être à la Pyramide ; il n'était donc pas, ce jour-là, à l'accouchement de Mme G..., qui n'a eu lieu que le lendemain, ainsi que nous en avons donné la preuve en apportant l'acte de naissance de l'enfant, né le 24 décembre, à dix heures du soir, c'est-à-dire le lendemain de l'accident.

Les accusations portées contre M. Menuau pour refus de soins à des blessés, en raison d'accouchement dans la clientèle, tombaient d'elles-mêmes ; on ne pouvait imputer ni la négligence, ni le mauvais vouloir.

M. Blandin présenta alors 70 ordonnances de malades soignés par M. Menuau, et ces malades n'étaient pas des ouvriers de carrières : donc M. Menuau donnait son temps à des étrangers ; il est du reste patent que M. Menuau fait des accouchements en dehors des femmes d'ouvriers.

Quant à ces ordonnances, M. Blandin n'a donné aucun renseignement ; on ne sait pas si elles n'avaient été délivrées dans le cabinet ; nous répéterons que la distinction des malades ne peut exister pour un médecin dans un même centre ; aujourd'hui, le médecin des Ardoisières qui possède le bon plaisir du directeur de l'Hermitage, voit et consulte tel malade qui lui convient.

Quant à des accouchements, il est vrai que M. Menuau avait été requis, par la sage femme, pour Mme G..., fermière de M. Bessirard, notre collègue aux Ardoisières ; cette femme, atteinte d'hémorrhagie grave, fut sauvée par notre confrère. M. Bessirard veut bien nous répondre que c'est un acte d'humanité de la part du médecin. Ce fait démontre, une fois de plus, qu'une administration n'a pas qualité pour limiter les devoirs du médecin ; elle ne peut qu'exiger que son service soit bien fait et que le médecin ne sorte pas du rayon du centre industriel.

Malgré toutes ces accusations peu justifiées, quoique M. Pelou demandât qu'on ne condamnât pas M. Menuau sans l'entendre, ce qui fut refusé, M. le président Blavier met aux voix la proposition *du changement du médecin des Ardoisières, faite par les administrateurs de la Société des Grands-Carreaux-Hermitage*. Cette proposition est acceptée à l'unanimité moins deux voix. Nous nous faisons honneur d'être une de ces deux voix et, à la séance suivante, nous prions d'insérer au procès-verbal notre nom en signe de protestation.

Que s'était-il donc passé pour voter avec tant de rapidité le renvoi de M. Menuau ? on n'avait pourtant apporté aucun fait grave, les deux faits avancés sur la plainte de M. Hamon, de l'Hermitage, avaient été reconnus entachés d'erreur.

Mais les administrateurs des Grands-Carreaux-Hermitage s'étaient réunis sur les carrières, et M. Hamon leur avait exposé ses idées.

A l'un d'entre eux, il avait déclaré, sous forme de sommation, que si le médecin des Ardoisières n'était pas révoqué, il abandonnerait la direction de la carrière et qu'il était sollicité par des sociétés rivales, etc.

Que pouvait refuser une administration *qui s'était toujours préoccupée d'être agréable à son dévoué directeur*, ainsi que l'écrivait M. le gérant de la Commission à la date du 1er mai 1880.

A la séance du 15 février, M. le président Blavier donne

lecture de la lettre suivante de M. le docteur Farge, président de l'Association médicale de Maine-et-Loire :

A Monsieur le Président et Messieurs les Administrateurs des Ardoisières d'Angers.

Messieurs,

M. C. Menuau, médecin des Ardoisières, dans le grave embarras où l'a placé votre décision du 8 courant, sollicite l'appui moral de l'Association générale des médecins de Maine-et-Loire, instituée pour sauvegarder la dignité et les intérêts professionnels.

C'est comme président de cette Association, et après avoir pris l'avis des membres du bureau, que le bref délai m'a permis de réunir, que j'ai l'honneur de vous écrire.

Il doit d'abord être avéré que nous n'avons nulle intention de discuter votre droit, ni l'usage que vous avez cru devoir en faire ; ceci posé, il nous sera permis d'observer qu'il paraîtrait convenir à votre grande honorabilité et à la situation de notre confrère que la séparation, que vous jugez nécessaire, n'ait point la forme d'une rupture, mais celle d'une séparation amiable ; à ces considérations qu'il s'agit d'un homme de plus de 50 ans, père de famille honorable, qui a été pendant 29 ans votre collaborateur et notre représentant dans les services que vous offriez de rendre à vos ouvriers ; que votre décision brise entièrement et brusquement une carrière à l'âge où il n'est plus possible de se créer des ressources nouvelles ou une compensation, que la manière même dont notre confrère sortira de son poste peut lui fermer ou lui laisser ouvertes toutes les voies abordables de sa science ou son activité.

Vous paraissez d'ailleurs l'avoir bien compris dans les considérants qui accompagnent l'avis de la triste nouvelle.

Nous nous appuierons donc encore sur eux pour solliciter de vous, au lieu d'un renvoi, une mise à la retraite de votre ancien médecin.

Les allocations que vous consacrez au service médical permettent de porter cette retraite à un chiffre honorable, tout en laissant au nouveau titulaire des avantages et des appointements assez élevés. Cette manière d'agir, qui réservera au nouveau une source ultérieure d'augmentation et une sécurité de plus pour l'avenir, influera, soyez-en sûr, sur le nombre et la qualité des candidats parmi lesquels vous aurez à choisir.

Nous avons à espérer, monsieur le Président et messieurs les Administrateurs, que vous aurez égard à la demande formulée au nom du corps médical et que vous considérerez une retraite honorable comme la conclusion la meilleure et la plus logique de votre première décision.

Veuillez, etc.

Signé : FARGE.

M. le président, après avoir exposé la situation de l'affaire, propose de voter à M. Menuau la somme de 1,200 francs à titre de pension de retraite. Cette motion est votée à l'unanimité Elle est communiquée à M. Menuau par la lettre suivante, qui va devenir une des pièces les plus importantes de l'affaire Menuau :

Angers, le 16 février 1884.

Monsieur Menuau, médecin des Ardoisières.

J'ai l'honneur de porter à votre connaissance l'extrait suivant de la Commission des Ardoisières, en date du 15 courant :

« Monsieur le Président propose à ses collègues de décider que le « service de Monsieur Menuau sur les Carrières cessera le 31 mars « prochain et qu'à partir de cette date, il lui sera accordé, tant « que durera la Commission des Ardoisières, à titre de pension de « retraite, une somme annuelle de 1,200 francs, à prendre sur la « Caisse des invalides, payable à Angers, par trimestre, au siège de « la Commission.

« Monsieur Blandin déclare se rallier à cette proposition qui, « mise aux voix, est adoptée à l'unanimité. »

Je vous prie de vouloir bien m'accuser réception de cette communication.

Veuillez agréer, Monsieur, l'assurance de ma considération très distinguée.

Le Président de la Commission des Ardoisières,

Signé : BLAVIER.

M. Menuau envoie la lettre suivante d'acceptation :

Extrait du procès-verbal du 22 février 1884.

Monsieur le Président,

J'ai l'honneur de vous accuser réception de la lettre par laquelle vous m'informez que la Commission des Ardoisières a décidé qu'une pension de retraite de 1,200 francs me serait accordée.

Je regrette que les circonstances m'obligent à quitter une administration pour laquelle j'ai toujours eu le plus entier dévouement; j'aurais souhaité rester jusqu'à la fin le médecin des Ardoisières de Trélazé. Quoi qu'il en soit, la pension de retraite qui a été votée à l'unanimité est le témoignage de longs et loyaux services; à ce titre, je l'accepte, elle m'est doublement précieuse.

Je vous prie de vouloir bien transmettre à la Commission l'expression de mes sentiments respectueux.

Veuillez, etc.

Signé : MENUAU.

IV

L'on aurait pu croire qu'après une si grande victoire, tout fût rentré dans le calme, et que, comme nous l'avons déjà dit, les exigences de M. le Directeur de l'Hermitage eussent été satisfaites ; c'eût été garder une douce quiétude.

A la séance de la Commission du 14 mars 1884, M. Bessirard, administrateur de la Carrière des Grands-Carreaux-Hermitage, fait la communication suivante :

M. Bessirard. — Vous vous rappelez avoir voté en faveur de M. Menuau une subvention annuelle de 1,200 francs; vous avez voté pensant que la famille de M. Menuau était dans le besoin ; il n'en est rien, paraît-il, nous avons appris que ses parents et lui-même avaient un avoir respectable.

De plus, vous pensiez que l'intention de M. Menuau était de quitter les Carrières; au contraire, M. Menuau a acheté un terrain à la Pyramide; il va faire construire une maison avec pavillons en façade, cour d'honneur, jardin en arrière.

La présence de M. Menuau peut être préjudiciable à notre service médical, vous connaissez son caractère qui peut créer des ennuis...

En résumé, si vous aviez connu les choses, vous n'auriez pas voté la somme de 1,200 francs; ne serait-il pas possible de renouveler le vote chaque année, le 1er avril, ce qui nous permettrait ainsi de juger en connaissance de cause, s'il y a lieu de continuer cette subvention.

M. Blavier. — Je ferai observer à M. Bessirard qu'il se trompe sur la nature du vote, qui a eu lieu, d'après une rédaction, à l'unanimité et après avoir été appuyé par les adversaires mêmes de M. Menuau. La Commission a voté une pension annuelle de 1,200 francs, payable par trimestre, et qui sera servie, tant que durera la Commission; il n'est pas possible, à cette heure, de revenir sur ce vote. Je ne sais ce que la Commission eût fait si elle eût connu les intentions de M. Menuau, et nous n'avons point à discuter certaines éventualités possibles, improbables même. Cette proposition ne paraît pas du reste réunir l'assentiment de la Commission. M. Larivière voudra bien consigner ces observations au procès-verbal.

M. Bessirard. — Je vois que cette proposition n'est pas favorablement accueillie par l'unanimité de la Commission.

Nous ne ferons pas à notre honorable collègue, M. Bessirard, l'injure d'avoir trouvé seul une pareille argumentation; il est trop facile de lire entre les lignes.

En sommant la Commission de renvoyer le médecin des Ardoisières, le Directeur de l'Hermitage en avait déduit que M. Menuau quitterait le centre de Trélazé-la Pyramide, et que la pharmacie Herrouet n'aurait plus d'entraves dans ses opérations, — M. Menuau restait, et l'indignation de son renvoi, après 29 ans de service, était générale, alors que chacun n'ignorait le nom de celui qui l'avait sollicité; tous les calculs pharmaceutiques étaient perturbés. La campagne n'était pas terminée; il fallait manœuvrer pour que M. Menuau quittât la Pyramide.

La réponse si nette de M. le président Blavier semblait mettre fin à toutes ces espérances; il n'en était rien, l'esprit des gens de procédure a tant de ressources inconnues.

Plusieurs mois de méditation ont fait surgir la solution.

M. Menuau ayant été mis à la retraite le 1er avril 1884, le premier trimestre de sa pension devra être payé le 1er juillet.

C'était trouvé.

M. le Gérant de la Commission, Larivière, fait part, en séance, vers la fin du mois de juin, qu'il sera appelé prochainement à payer le premier trimestre de la pension de M. Menuau, et qu'il va s'entendre avec M. Fonteneau, notaire, pour rédiger un reçu. Or, nous affirmons que jamais ce reçu n'a été soumis à l'approbation de la Commission et, lorsqu'il a été présenté à M. Menuau, ses termes précis étaient inconnus de la plupart des administrateurs; il ne se trouve inscrit dans aucun procès-verbal. Cela en valait la peine, il est la cause du procès qui va s'engager entre M. Menuau et les Ardoisières.

Le 1er juillet 1884, M. Menuau était en tournée de malades et se trouvait entre la Pyramide et les Justices, près de Bellevue, lorsqu'une voiture s'arrête, — un garçon descend, — et présente un reçu. Où le signer? — Probablement sur le comptoir de l'aubergiste, en face.

Le reçu était ainsi libellé :

« *Reçu de M. Larivière, gérant de la Commission des Ardoi-*
« *sières d'Angers, la somme de trois cents francs pour le*
« *premier trimestre de l'allocation annuelle, et toute volon-*
« *taire, que le Syndicat de la Commission des Ardoisières m'a*
« *accordée par la délibération du 15 février 1884.* »

M. Menuau, après avoir pris connaissance du reçu, répond que ne rentrant pas chez lui et n'étant nullement pressé, il se réserve de faire présenter un reçu à la Commission.

Le 11 juillet suivant, M. Menuau fait présenter son reçu. M. Larivière étant absent, le caissier déclina de le recevoir, ayant ordre de ne donner l'argent que contre le premier reçu présenté au nom de la Commission.

Le 1er octobre, M. Menuau faisait envoyer son reçu ainsi libellé :

Reçu de la Commission des Ardoisières la somme de six cents francs, pour le premier et le deuxième trimestre de la pension de retraite à laquelle j'ai droit, d'après la délibération de la Commission des Ardoisières, en date de mars 1884.

1er octobre 1884. Pour acquit :

MENUAU.

Cette question ne devait pas rester indéfiniment en suspens pour l'honneur de la Commission des Ardoisières; nous espéirons qu'il y avait avantage à la conciliation réciproque.

A la séance de la Commission du 21 novembre 1884, nous déclarions que nous n'acceptions aucune des formules des deux reçus; celui de la Commission ne nous paraissant conforme à la décision intérieure qui n'avait jamais parlé d'allocation annuelle et toute volontaire, et celui de M. Menuau, constatant un droit.

Un reçu, mentionnant seulement la date et l'énoncé de la délibération de la Commission, nous semblait acceptable pour les deux parties.

A la séance du 28 novembre, nous avons eu le regret de voir notre proposition rejetée ; la Commission a adopté la formule du reçu présenté par M. le gérant Larivière, sauf MM. Barassé et Guichard, qui se sont abstenus.

Par quelle raison d'état M. le président Blavier a-t-il défendu une opinion absolument en contradiction avec celle émise dans la séance du 14 mars 1884 ; nous l'ignorons, ou plutôt nous le soupçonnons trop ; car des personnes de la plus haute et de la plus honorable impartialité ont tenté une conciliation qui a été rejetée.

C'était le procès engagé entre M. Menuau et la Commission des Ardoisières.

L'affaire fut appelée au mois de mai 1885, devant le tribunal de première instance, et elle se termina par le jugement suivant du 8 juin 1885 :

Attendu que, par une délibération du 15 février 1884, la Commission des Ardoisières, en décidant que le service médical de Menuau prendrait fin le 31 mars suivant, lui a accordé à partir de cette date, tant que durera la Commission, à titre de pension alimentaire, une somme annuelle de 1,200 fr. à prendre sur la caisse des invalides et payable par trimestre ;

Que le 22 février, le demandeur a déclaré qu'il acceptait cette pension ;

Que lors du premier trimestre à payer, une difficulté s'est élevée sur le libellé de la quittance, que Menuau a offert un reçu causé pour pension de retraite à laquelle il a droit d'après délibération de la Commission du 15 février, et que Larivière, pour la Commission, exigea qu'il fût causé pour l'allocation annuelle et toute volontaire que le syndicat de la Commission a accordée par sa délibération du 15 février ;

Attendu qu'à l'audience le différend qui vise les parties est résumé dans les conclusions dernières prises par la Commission des Ardoisières ;

Que celle-ci offre le paiement, mais à la condition qu'il sera dit :

« Que la pension ne doit être payée qu'avec les ressources de la « caisse des invalides votées annuellement par les assemblées « générales des diverses Sociétés ardoisières ; »

Que, renfermée dans ces termes, la difficulté ne serait pas sérieuse, puisqu'il importe peu au créancier que sa pension lui soit réglée par telle ou telle caisse, avec des ressources votées annuellement ou autrement, pourvu qu'elle lui soit payée régulièrement ou intégralement, mais que sous cette formule, ainsi que l'ont appris les plaidoiries, se trouve posée la question de savoir si le service de la pension doit dépendre du vote annuel du budget de la caisse; si, en un mot, faute de ressources votées, le créancier ne pourra en exiger le paiement ;

Attendu qu'il résulte de la teneur de la délibération du 15 février et de la lettre du docteur Farge lue à la Commission, et à laquelle tous les membres se sont associés, que ceux-ci, en votant la pension de retraite, ont voulu récompenser un fonctionnaire (c'est le mot employé) qui avait passé 29 années à soigner les ouvriers des carrières, et donner à sa famille une marque d'intérêt ;

Qu'il est impossible de supposer qu'en agissant sous l'empire de ces sentiments élevés et s'adressant à un médecin vieilli à son service, la Commission ait entendu lui donner une simple allocation, une sorte de secours qu'elle se réservait chaque année de renouveler ou de retirer à son gré, suivant les exigences de son budget ;

Que les expressions portées au procès-verbal « à titre de pension de retraite, et tant que durera la Commission des Ardoisières, » montrent clairement qu'elle s'engageait chaque année « et pendant tout le temps de sa durée, » à servir une pension irrévocablement acquise ;

Que si un doute avait pu se produire, il aurait été levé par la délibération du 15 mars, où l'on voit qu'un membre de la Commission ayant voulu assimiler la retraite à une simple allocation temporaire, le président lui observa avec raison qu'en présence de la décision du 15 février, il était impossible de donner suite à sa proposition, ce qui fut fait ;

Attendu qu'il n'y a lieu de faire état des délibérations postérieures à l'acceptation du demandeur du 22 février, parce qu'à ce moment le contrat était définitif, et qu'il n'appartient pas à une seule des parties de le modifier ;

Attendu que la Commission objecte que la pension devant être servie par la caisse des invalides, son paiement est subordonné aux ressources éventuelles de cette caisse ;

Qu'on ne peut voir dans cette disposition de la délibération que l'indication d'un mode de paiement, qui ne modifie pas le caractère de l'obligation ;

Que, quant aux votes des crédits nécessaires pour faire face à cette dette, ils sont obligatoires pour les Sociétés ardoisières, dès que celles-ci, par l'organe de la Commission, se sont engagées à la payer ;

Par ces motifs :

Le tribunal condamne Larivière, ès-qualités, à payer à Menuau la somme de douze cents francs, pour les quatre trimestres échus de sa pension de retraite ;

Le condamne aux dépens.

Le 4 juillet 1885, chaque société des carrières était convoquée pour avoir à statuer sur la décision à prendre, étant donnée la solution du procès.

Dans deux de ces réunions, à la Paperie et aux Grands-Carreaux, nous avons exposé succinctement la question et donné lecture de la lettre de M. Blavier, du 16 février 1884, que le président de la séance avait omis de lire, probablement par oubli, et le modèle de reçu présenté par la Commission ; nous concluions que la signature de M. le président Blavier engageait pour nous les membres de la Commission ; c'était la question d'équité que nous discutions, la question de droit nous étant complètement inconnue.

D'après une consultation de l'avocat des Ardoisières, M. le Président rappelle :

« Que la Commission n'a été instituée que pour la vente en « commun des produits particuliers des sociétés adhérentes ;

« Que les délégués des sociétés près la Commission n'ont « aucun pouvoir autre que celui de prendre les mesures « nécessaires à la vente en commun des produits de leurs « sociétés respectives ;

« Qu'ils n'ont aucun pouvoir d'engager la Commisssion, « qui n'a à sa disposition aucun fonds, puisqu'elle n'a le droit « que de prélever sur le produit des ventes les frais néces-« saires à son fonctionnement, sans pouvoir en aucune « manière disposer du prix des ardoises ;

« Que les fonds de la caisse des invalides ont un emploi « déterminé dont il ne peut être distrait aucune partie pour « un autre objet ;

« Que les engagements des commissaires sont obligatoires « pour les sociétés, seulement quand ils ont été ratifiés ;

« Que la constitution d'une rente viagère ne rentre aucu-« nement dans leurs pouvoirs. »

M. le Président demande à chaque société de donner pouvoir à ses commissaires pour produire un appel du jugement de première instance devant la Cour ; à la majorité, cette autorisation est votée dans la réunion des quatre carrières. Nous n'engagerons aucune discussion sur ce point, il appartient à la Justice de trancher le différend.

Nous ajouterons que le 1er avril 1884, un médecin a été chargé du service des Ardoisières aux appointements de 4,500 fr., avec logement, domestique, cheval et voiture, et que le 1er avril 1885, un second médecin lui a succédé aux appointements de 7,000 fr. avec le logement.

Nous n'avons cessé de demander que le médecin occupât dans l'administration la place que la nature élevée de ses fonctions et sa culture intellectuelle lui donnent le droit d'avoir, et qu'il ne relevât pas du bon plaisir de tel ou tel directeur; en droit, on ne pouvait que nous donner raison ; en pratique, le service médical et pharmaceutique est resté sous la tutelle d'un directeur comme la Maternité, les Écoles, et j'allais dire l'Administration elle-même.

Que voulez-vous, Monsieur l'Actionnaire, et cher collègue, les temps sont malheureux, nous ne croyons plus aux hommes providentiels, mais nous avons encore foi dans les principes.

CONCLUSIONS

De cet exposé, il est facile de conclure que, jusqu'à ce jour, la question du service médical et pharmaceutique des Ardoisières a été une question de *personnes* et non une question de *principes ;* ce que nous avons voulu démontrer.

Nous serons heureux si ce mémoire sert à nos petits-neveux dans la réorganisation complète de cet important service.

Angers, imprimerie-librairie GERMAIN et G. GRASSIN. 506-86

www.ingramcontent.com/pod-product-compliance
Ingram Content Group UK Ltd.
Pitfield, Milton Keynes, MK11 3LW, UK
UKHW022155190726
13855UKWH00004B/1484

9 782013 047470